RECHERCHES

SUR LA

GUÉRISON NATURELLE OU SPONTANÉE

DE

LA PHTHISIE PULMONAIRE,

Par Ernest BOUDET,

Ex-Interne des hôpitaux de Paris, Docteur et Lauréat de la Faculté de Médecine,
Membre titulaire de la Société anatomique,
Secrétaire de celle d'Observation de la même ville.

> Les anciens accordaient trop d'influence à la force médicatrice de la nature dans la guérison des maladies; les modernes ne lui en accordent plus assez.
>
> « Non fingendum aut excogitandum, sed inveniendum quid natura faciat aut ferat. »
>
> (BACON.)

PARIS.

LABÉ, LIBRAIRE DE LA FACULTÉ DE MÉDECINE,
PLACE DE L'ÉCOLE-DE-MÉDECINE, 4.

1843

RECHERCHES

SUR LA

GUÉRISON NATURELLE OU SPONTANÉE

DE

LA PHTHISIE PULMONAIRE,

Par Ernest BOUDET,

Ex-Interne des hôpitaux de Paris, Docteur et Lauréat de la Faculté de Médecine,
Membre titulaire de la Société anatomique,
Secrétaire de celle d'Observation de la même ville.

Les anciens accordaient trop d'influence à la force médicatrice de la nature dans la guérison des maladies; les modernes ne lui en accordent plus assez.

« Non fingendum aut excogitandum, sed inveniendum quid natura faciat aut ferat. »

(Bacon.)

PARIS.

LABÉ, LIBRAIRE DE LA FACULTÉ DE MÉDECINE,
PLACE DE L'ÉCOLE-DE-MÉDECINE, 4.

1843

OUVRAGES DU MÊME AUTEUR

QUI SE TROUVENT CHEZ LE MÊME LIBRAIRE.

Mémoire sur l'hémorrhagie des méninges, in-8°; 1838.

Histoire de l'épidémie de croup qui a régné pendant les années 1840-41 à l'hôpital des Enfants malades de Paris (Mémoire qui a remporté en 1841 le prix Montyon à la Faculté de Médecine), in-8°; 1842.

Remarques sur la salive et les liquides que renferme la cavité buccale, in-8°; 1842.

A LA MÉMOIRE DE MES AMIS

C. ROGÉE ET RENAULDIN,

Internes des hôpitaux.

E. BOUDET.

Empêché, par des circonstances indépendantes de ma volonté, de mettre la dernière main à un travail de longue haleine que j'ai entrepris sur la guérison de la phthisie pulmonaire, je n'ai pas voulu attendre plus longtemps pour publier un aperçu de mes recherches. Je me plais à croire que, tout incomplètes qu'elles sont, les conclusions rassurantes auxquelles je suis parvenu ranimeront le zèle des médecins pour prévenir ou combattre cette redoutable affection, et rendront quelque espérance aux malades eux-mêmes.

Partant de cette donnée déjà acquise à la science, que la dégénérescence tuberculeuse n'est pas une maladie absolument incurable, je me suis efforcé de résoudre les problèmes suivants :

1° Quelle est la fréquence de la guérison des tubercules pulmonaires chez l'homme?

2° A quelle période de leur évolution les tubercules peuvent-ils guérir; et s'ils guérissent à différentes périodes, quelle est celle qui présente le plus de chances d'une terminaison favorable?

3° Quels sont les procédés qu'emploie la nature pour guérir la phthisie pulmonaire?

4° Quelles sont les conditions hygiéniques et thérapeutiques qui favorisent cet heureux résultat?

5° Comment l'art peut-il mettre à profit, pour instituer un traitement rationnel, les cas de guérison naturelle de cette affection?

Si le temps ne m'avait pas manqué pour exposer et développer ici les résultats de mes longues recherches sur ce sujet, j'aurais, j'ose l'espérer, résolu en grande partie ces questions d'une si haute importance. La collection considérable de faits que je possède me permettait d'appuyer chacune de mes assertions sur un nombre imposant de preuves; en outre, plusieurs dessins que j'ai exécutés d'après nature seraient venus en aide à mes descriptions, et auraient fait voir avec netteté les diverses périodes de la transformation du tubercule.

C'est avec un vif regret que je me vois forcé d'ajourner la publication de ce travail; je compte pouvoir le terminer très-prochainement, et justifier par une démonstration satisfaisante la hardiesse des propositions que je me borne à énoncer aujourd'hui.

Février 1843.

E. BOUDET.

RECHERCHES

SUR

LA GUÉRISON NATURELLE OU SPONTANÉE

DE

LA PHTHISIE PULMONAIRE.

La dégénérescence tuberculeuse des poumons et des ganglions bronchiques est infiniment plus commune, et plus souvent susceptible d'une terminaison favorable que ne le pense la grande majorité des médecins. Ces deux propositions ressortiront aisément des faits qui suivent.

Chez les enfants très-jeunes, les tubercules de l'appareil respiratoire sont rares : sur 835 ouvertures pratiquées en 1842 par la même personne à l'hospice des Enfants trouvés, sur des sujets d'un jour à un an, il n'en a été rencontré que 13 fois, ou 1 fois sur 64. De un an à deux, les tubercules pulmonaires sont bien plus communs; ils existaient 1 fois sur 12 (1).

(1) Je dois ces renseignements à l'obligeance de mon excellent collègue M. Thore, qui, pendant un an de séjour à l'hospice des Enfants trouvés, n'a omis l'examen cadavérique d'aucun des sujets morts dans le service auquel il était attaché comme interne.

A dater de l'âge de deux ans, la fréquence des tubercules augmente dans une proportion notable (1).

Ayant examiné successivement, et sans choix, les organes respiratoires de 197 individus de deux à soixante-seize ans, morts dans les hôpitaux de Paris à la suite de maladies variées, *ou même d'accidents et de blessures qui les avaient fait périr tout à coup au milieu d'une santé florissante*, je suis arrivé aux résultats suivants :

De deux à quinze ans, j'ai trouvé des tubercules dans les ¾ des cas (33 fois sur 45).

A un âge plus avancé, la proportion des individus tuberculeux aux individus non tuberculeux arrive à son maximum. En effet, sur 135 personnes âgées de quinze à soixante-seize ans, 116 m'ont présenté, dans les poumons ou les ganglions bronchiques, un plus ou moins grand nombre de tubercules récents ou anciens ; de sorte que ces produits morbides ont été constatés 6 fois sur 7 pendant cette longue période, et qu'on peut, pour ainsi dire, avancer qu'à cette époque de la vie, et dans les conditions que j'ai signalées, la présence de tubercules dans les poumons est la règle, et leur absence une véritable exception.

Ce résultat singulier, et qui, au premier abord, paraît presque incroyable, s'explique aisément par la facilité avec laquelle, en raison de divers changements qu'ils éprouvent dans leur constitution intime, ces produits morbides cessent d'être incompatibles avec l'état de santé.

En effet, les tubercules de l'appareil respiratoire sont susceptibles d'une guérison qui est loin d'être rare, et qui, dans les poumons en particulier, s'établit par plusieurs procédés différents.

Ainsi, la matière tuberculeuse peut s'isoler des tissus voisins ; elle s'enveloppe alors d'une couche fibreuse, fibro-cartilagineuse, calcaire, ou formée uniquement de matière noire.

Sa densité peut augmenter de trois manières: soit qu'elle se dessè-

---

(1) Toutes les recherches dont je vais actuellement présenter les résultats me sont personnelles.

che de façon à présenter la consistance d'une pâte friable, soit qu'elle devienne plus tenace, plus ferme et grasse au toucher, soit qu'elle dégénère en une matière inorganique calcaire ou plâtreuse. Elle peut aussi disparaître par suite de l'envahissement progressif de la matière noire pulmonaire.

Elle peut être absorbée en partie ou en totalité; il ne reste plus dans ce dernier cas que l'enveloppe vide qui la renfermait. Enfin elle peut être éliminée.

Tous ces modes de guérison se réduisent en définitive à cinq.

1° Séquestration.

Les tubercules s'enkystent au sein du parenchyme pulmonaire, auquel leur présence devient indifférente : c'est un des procédés que la nature emploie le plus souvent. Ces kystes ne se développent pas seulement autour des tubercules non transformés, ils isolent également ceux qui ont subi des modifications profondes; ainsi, quand ils sont passés à l'état calcaire, l'enveloppe fibreuse qui les embrasse préserve les tissus voisins des déchirures, et par suite des phlegmasies auxquelles ils seraient exposés.

2° Induration.

Elle affecte trois modes distincts :

A. *Le tubercule devient tenace, dense, gras au toucher.*

Cette modification paraît, dans un certain nombre de cas, le dernier terme de l'évolution tuberculeuse. Le produit accidentel arrivé là ne change plus d'aspect, et ne paraît pas susceptible de se durcir de plus en plus.

B. *Le tubercule dégénère en une matière sèche et friable.*

Cette sorte de dessiccation n'est que la première période de l'état calcaire ou plâtreux: cependant je suis porté à penser, d'après un bon nombre de faits, que cet état de transition peut devenir définitif dans certaines circonstances.

C. *Le tubercule se transforme en matière calcaire ou plâtreuse.*

La réalité, et surtout la fréquence de la transformation pierreuse, une des plus communes et des plus remarquables parmi celles que j'ai rencontrées, n'ont pas été admises par tous les observateurs; rien cependant ne m'a paru plus clair et plus évident. Sans entrer ici dans de longs détails, je me contenterai de dire que j'ai pu suivre plusieurs fois, au milieu de tubercules parfaitement caractérisés, le dépôt de grains durs, pierreux, d'abord demi-transparents ou opaques et d'une petitesse extrême, plus tard grossissant, s'agglomérant, de manière à envahir peu à peu, de dedans en dehors, toute la masse tuberculeuse.

L'examen microscopique m'a conduit aux mêmes conclusions. Ainsi, au centre de tubercules, dans lesquels, au toucher ou à l'œil nu, il était impossible de reconnaître la présence de grains calcaires, j'ai vu très-distinctement au microscope de petites granulations opaques, irrégulières, qui n'étaient autre chose que des rudiments de matière pierreuse. L'analyse chimique confirme évidemment cette manière de voir : mon frère, M. Félix Boudet, a reconnu que ces matières salines offrent sensiblement la même composition que les parties inorganiques des tubercules pulmonaires. Elles sont constituées, chose remarquable, non par des carbonates et des phosphates de chaux, matières qui ne figurent dans leur composition que pour une fraction minime, mais surtout par du chlorure de sodium et du sulfate de soude, qui en forment les sept dixièmes.

Chlorure de sodium.............	0,409
Sulfate de soude................	0,288
	0,697 sur 1,000

3° Transformation en matière noire pulmonaire.

Ce mode de guérison des tubercules pulmonaires est fort curieux. On voit fréquemment ces produits accidentels, déjà durs, consistants, mais gras au toucher, présenter à la coupe des taches noires, des stries de même couleur, et à leur circonférence une couche de matière charbonneuse; ces taches s'étendent, ces stries s'élargissent, ce cercle noir se rétrécit, et on finit par rencontrer, soit de petites masses tuberculeuses presque entièrement noires, soit des tubercules gros comme une tête d'épingle, et ensevelis au centre d'une masse mélanique, soit de petits grains arrondis, enkystés, ayant la forme et le siége des tubercules, et placés auprès de petites masses tuberculeuses, déjà en voie de dégénérescence mélanique. Dans cette transformation, y a-t-il absorption de la matière tuberculeuse remplacée par la matière noire; ou bien le tubercule ne fait-il que se colorer en noir aux dépens du carbone amassé autour de lui?

4° Absorption.

Le tubercule peut être absorbé : j'ai observé très-fréquemment des tubercules modifiés dans leur consistance et en voie de guérison, qui présentaient des formes insolites. Au lieu d'être arrondis, ils étaient ovales, elliptiques; quelques-uns avaient la forme de croissants; enfin j'en ai vu et décrit qui présentaient des angles saillants et des rudiments de formes géométriques. N'est-il pas évident que ces figures bizarres reconnaissaient pour cause l'absorption inégale des différentes parties du contour de ces produits accidentels?

En outre, il m'est arrivé quelquefois d'apercevoir au centre d'un kyste très-mince, comme séreux, un petit tubercule, ayant le quart du volume d'un grain de millet, et cependant offrant, soit à l'œil nu, soit au microscope, tous les caractères physiques de ce produit morbide. Or, quand il vient d'être déposé dans le tissu pulmonaire, quand il est à l'état naissant, il ne présente jamais un volume si minime : alors même que de la granulation miliaire sort le tubercule achevé, il offre constamment déjà quatre ou cinq fois le volume que j'ai indiqué tout à l'heure. Quelle autre cause que l'absorption a pu faire disparaître ainsi les molécules tuberculeuses ?

Enfin, j'ai trouvé, à côté de ces petits kystes renfermant encore un peu de tubercule, d'autres kystes présentant avec les précédents une analogie parfaite, sauf qu'ils étaient vides. La matière tuberculeuse qui occupait ces cavités avait donc entièrement disparu. *J'ai conclu de ces faits* que *la matière tuberculeuse peut disparaître, par voie d'absorption, du sein du parenchyme pulmonaire.*

5° Élimination.

Je ne l'ai vue s'opérer que par les bronches ; c'est ainsi que le poumon se débarrasse de masses tuberculeuses un peu considérables.

— J'ai constaté ces différents modes de guérison (qu'on peut trouver associés en plus ou moins grand nombre chez un même individu) depuis l'âge de trois ans jusqu'à soixante-seize, terme auquel se sont arrêtées mes recherches.

Mais chez les enfants, l'arrêt dans l'évolution des tubercules est rare : jusqu'à l'âge de trois ans, je n'en ai pas observé un seul cas ; de trois à quinze ans, j'en ai vu 12, dont 2 avec excavation tuberculeuse; plus tard, de quinze à soixante-seize ans, la guérison est bien plus commune. Ainsi, pendant cette période de soixante-un ans, j'ai trouvé des traces de guérison de tubercules dans les $\frac{9}{11}$ des cas (97 fois sur 116) ; et 2 fois sur 3 environ (61 sur 97) cet état satisfaisant ne s'accompagnait d'aucune lésion récente, les progrès de la maladie étaient arrêtés d'une manière complète, et très-probablement définitive.

La transformation des tubercules pulmonaires peut avoir lieu à toutes les phases de eur évolution. Ainsi, à l'état de crudité ou de ramollissement, sous forme de granulations grises, de tubercules jaunes, isolés ou agglomérés.

Les excavations tuberculeuses du poumon guérissent elles-mêmes dans une proportion assez notable. Sur 197 sujets pris au hasard, j'ai trouvé 10 cas de cavernes entièrement cicatrisées, sans aucune trace de tubercules récents, et 8 cas de cicatrisation plus ou moins complète, coïncidant avec la présence de tubercules récents.

Lorsqu'elles sont placées dans les conditions nécessaires pour guérir, les cavernes se cicatrisent le plus souvent par l'organisation d'une membrane muqueuse accidentelle, quelquefois par la formation d'une enveloppe fibreuse ou fibro-cartilagineuse.

Leur cavité peut rester béante et continuer ou non de communiquer avec les bronches; dans ce dernier cas, tantôt elles renferment un fluide aériforme, tantôt elles ne contiennent plus qu'un dépôt calcaire; enfin, elles peuvent s'oblitérer et disparaître par suite de l'union intime de leur parois.

Les parties qui environnent les tubercules cicatrisés et les cavernes guéries sont presque constamment imperméables à l'air, dans une étendue plus ou moins grande, parsemées de matière noire et de tissu fibreux inodulaire, qui détermine dans les parties voisines des altérations de forme extrêmement remarquables.

J'ai observé chez l'enfant les mêmes transformations de tubercules que chez l'adulte, sauf celle qui résulte de l'infiltration de ces produits morbides par la matière noire.

A cet âge aussi, les cavernes (j'en ai observé 2 cas de huit à dix ans) paraissent se cicatriser comme chez les adultes.

Les tubercules des ganglions bronchiques sont susceptibles de présenter les mêmes modes de cicatrisation que ceux des poumons. Leurs excavations jouissent aussi du privilége de guérir, et de plus, la matière calcaire qu'ils renferment si souvent peut être évacuée à travers une ulcération bronchique, susceptible elle-même de se cicatriser plus tard.

On peut, jusqu'à un certain point, d'après le siége des tubercules transformés, déterminer approximativement l'époque de la vie à laquelle ils se sont développés. Ainsi, pour n'en citer qu'un exemple, les tubercules des ganglions bronchiques et des parties inférieures des poumons étant bien plus nombreux, comparativement à ceux des autres régions, chez les enfants que chez les adultes, si on rencontre, chez une personne d'un âge plus ou moins avancé, des tubercules calcaires à la base des poumons et dans les glandes lymphatiques de cet organe, il deviendra très-probable que les tubercules, dont on ne retrouve plus que les traces, se sont développés dans l'enfance.

Non-seulement j'ai constaté la transformation fréquente du tubercule sur le cadavre, mais encore, m'appuyant sur les résultats remarquables que m'avait fournis l'anatomie pathologique, j'ai poursuivi sur le vivant la confirmation de ces données. J'ai reconnu bientôt que la guérison de la phthisie pulmonaire, qui passe aujourd'hui pour une exception infiniment rare, est loin de dépasser les ressources de la nature. En moins d'une année, j'en ai rassemblé 14 cas, dont 6 avec ramollissement de la matière tuberculeuse, ou excavations manifestes. Ces 14 cas, réunis aux 10 de cavernes entièrement cicatrisées, constatées après la mort, et que j'ai cités plus haut, forment un total de 24 faits, dont l'autorité viendra, je l'espère, rendre courage aux médecins les plus recommandables de l'époque, qui, rebutés par l'insuccès constant des traitements les plus divers appliqués à la phthisie, semblent avoir renoncé à toute tentative dirigée vers un but qu'ils regardent comme impossible à atteindre.

Ces 14 faits de phthisie guérie chez des sujets vivants m'ont démontré : que certaines personnes qui ont présenté les signes les plus manifestes de la phthisie au dernier degré, peuvent, au bout d'un temps plus ou moins long, et pendant de nombreuses années, jouir d'une santé excellente;

Que, si l'état général est satisfaisant chez ces individus, et ne trahit quelquefois en aucune façon les accidents de leur vie passée, l'état local est bien différent, et révèle toujours, comme je l'ai fait pressentir, des altérations plus ou moins étendues;

Que la guérison des cavernes peut s'effectuer dans l'enfance comme à un âge plus avancé;

Que la phthisie, transmise des parents aux enfants par voie d'hérédité, peut guérir, même à sa dernière période, mais bien plus rarement que la phthisie accidentelle;

Que des phthisiques, traités par des moyens entièrement différents, ou abandonnés aux seules ressources de leur organisation, ont également recouvré la santé, et que, par conséquent, la nature fait le plus souvent tous les frais de la guérison de la phthisie;

Qu'on ne doit pas, comme la chirurgie le pose en principe, proscrire absolument les grandes opérations chez les phthisiques. J'ai vu 3 sujets de dix à vingt ans, atteints de maladies incurables du squelette d'un des membres inférieurs, et, en outre, d'une phthisie confirmée, se rétablir, d'une manière qui semble définitive, après l'ablation du membre malade.

Le fait capital qui semble ressortir de ces recherches, c'est que l'affection tuberculeuse n'est pas, comme le cancer, une maladie incurable dans son essence; qu'au contraire elle peut souvent guérir, et que sa gravité excessive et désespérante tient plutôt à son siége ordinaire dans un des organes les plus importants de l'économie, à son extension fréquente, et surtout à ses récidives, qu'à sa nature propre.

Paris. — Imprimerie et Fondorie de Rignoux, rue Monsieur-le-Prince, 29 bis.

www.ingramcontent.com/pod-product-compliance
Lightning Source LLC
LaVergne TN
LVHW021531140926
848035LV00047B/1305